Neema Tiwari
Sunita Tiwari

Análise de vários padrões de Leucemias na população indiana

Neema Tiwari
Sunita Tiwari

Análise de vários padrões de Leucemias na população indiana

ScienciaScripts

Imprint

Cover image: www.ingimage.com

This book is a translation from the original published under ISBN 978-3-330-33378-9.

Publisher:
Sciencia Scripts
is a trademark of
Dodo Books Indian Ocean Ltd. and OmniScriptum S.R.L publishing group

120 High Road, East Finchley, London, N2 9ED, United Kingdom
Str. Armeneasca 28/1, office 1, Chisinau MD-2012, Republic of Moldova, Europe
Managing Directors: Ieva Konstantinova, Victoria Ursu
info@omniscriptum.com

Printed at: see last page
ISBN: 978-620-8-63186-4

ÍNDICE

EPÍLOGO

A leucemia é conhecida desde 1845, quando foi publicado um relatório sobre um doente que tinha morrido da doença e tinha um elevado número de células sanguíneas.

Vinte anos mais tarde, descobriu-se que a leucemia podia ser diagnosticada por aspiração da medula óssea. A leucemia é um dos tipos de cancro mais comuns no mundo. As leucemias são um grupo heterogéneo de doenças malignas que se subdividem, grosso modo, em leucemias agudas e crónicas, com uma subdivisão adicional em formas linfóides e mielóides. O declínio da incidência das doenças infecciosas e o aumento da esperança de vida das pessoas conduziram a um aumento da prevalência das leucemias. A leucemia é diagnosticada dez vezes mais frequentemente nos adultos do que nas crianças e é mais frequente nos homens do que nas mulheres. Em 2000, cerca de 2,56 milhões de crianças e adultos em todo o mundo contraíram leucemia e 2,09 milhões morreram da doença. A Organização Mundial de Saúde (OMS) classificou as leucemias e os linfomas em diferentes entidades com base em caraterísticas clínicas e morfológicas, imunofenotipagem, citogenética e biologia molecular. Vários factores estão associados ao desenvolvimento de leucemias como a LMA, a LMC, etc. Estes factores incluem quimioterapia prévia, síndromes hereditárias, radiações ionizantes, infecções virais e tabagismo. As pessoas com leucemia são tratadas com uma combinação de quimioterapia (tratamento principal), antibióticos, transfusão de sangue, radioterapia e transplante de medula óssea. Estes métodos de tratamento aumentaram a taxa de sobrevivência dos doentes com leucemia. Realizámos um estudo para determinar a frequência de LLA, LMA, LLC e LMC diagnosticadas no nosso hospital. O estudo também teve como objetivo calcular a frequência da leucemia de acordo com a classificação da Organização Mundial de Saúde (OMS) baseada em estudos da medula óssea.

CAPÍTULO 1 - INTRODUÇÃO

A leucemia é definida como uma proliferação generalizada, rápida e desordenada de leucócitos e dos seus precursores, bem como a presença de leucócitos imaturos no sangue, frequentemente em grande número. Está largamente relacionada com caraterísticas epidemiológicas, como a idade e o sexo, mas devido a alterações na classificação das leucemias e a tendências emergentes para leucemias crónicas juvenis em adultos jovens e leucemias agudas em idosos, a investigação epidemiológica é obrigatória[1].

As leucemias (>95% das quais são agudas) representam o grupo de diagnóstico mais frequente de cancros infantis em todo o mundo e na Índia. As leucemias agudas são doenças hematológicas malignas em que o número de blastos mielóides ou linfóides aumenta. O termo "aguda" indica a natureza relativamente indiferenciada das células leucémicas, que surgem rapidamente e são fatais. A incidência anual destas doenças na população em geral é de cerca de 4 por 100.000 em todo o mundo, e aproximadamente 70% dos casos são de leucemia mieloide aguda (LMA). A LMA representa cerca de 15% das leucemias infantis e 80-90% das leucemias agudas em adultos, com uma idade média de diagnóstico de cerca de 70 anos[2]. [A leucemia linfoblástica aguda (LLA) é sobretudo uma doença da infância, com um pico de incidência entre os 2 e os 3 anos de idade. A incidência diminui entre os 25 e os 50 anos de idade, atingindo um segundo pico, embora mais pequeno, acima dos 80 anos[3]. Em 2013, um estudo revelou que mais de 57% dos novos casos de leucemia eram do sexo masculino[4]. A elevada incidência de subtipos de leucemia nos homens é explicada pelo facto de estes estarem mais expostos a agentes cancerígenos ocupacionais e ambientais A epidemiologia tem desempenhado um papel importante na procura das causas da leucemia nas últimas décadas. Nos países em desenvolvimento, o peso do cancro, incluindo os tumores malignos hematológicos, é maior devido ao crescimento demográfico, ao envelhecimento e à urbanização, à alteração dos hábitos alimentares, ao melhor controlo das infecções e ao aumento do tabagismo, o que constitui um desafio adicional para utilizar estes conhecimentos na deteção precoce dos diferentes tipos de leucemia e, idealmente, na prevenção da doença. Este é um passo fundamental para avaliar o peso do cancro do sangue na Índia e compreender como a incidência desta doença varia de acordo com a prevalência, os factores de risco, os parâmetros laboratoriais e as caraterísticas clínicas desta neoplasia hematológica. Um estudo de revisão realizado em 2000 pelo Grupo Indiano de Oncologia Pediátrica (InPOG) revelou que o tratamento da leucemia linfoblástica aguda (LLA, que representa 75-80% das leucemias agudas infantis) era efectuado com uma taxa de sobrevivência global de cinco anos de 90% nos países de elevado rendimento (HIC)[5]. Os progressos no domínio da leucemia mieloide aguda (LMA), embora menos espectaculares, são constantes, com uma taxa de sobrevivência global aos 5 anos próxima dos 70%[5]. Existem poucos dados longitudinais sobre as tendências de sobrevivência ao cancro infantil na Índia. No entanto, os dados publicados indicam que se registaram progressos na LLA infantil na Índia, embora de forma mais modesta. Os dados sobre a LMA são demasiado escassos para se poderem tirar conclusões significativas.

CAPÍTULO 2 - INQUÉRITO DO GRUPO INDIANO DE ONCOLOGIA PEDIÁTRICA

Cito exatamente os pontos discutidos no InPOG:[5].

Número de doentes de diferentes centros de oncologia representados na reunião myelstone sobre leucemia mieloide crónica em julho de 2010

1. Incidência: Tal como indicado por vários registos de cancro, a LMC é uma das leucemias mais comuns em adultos na população indiana e representa 30-60% de todas as leucemias em adultos. Os dados apresentados na reunião sobre a LMC mostraram que a incidência de casos de LMC varia entre 70% de todos os casos de leucemia no IGIMS, RCC, Patna e 16,6% no GCRI, Gujarat. Esta enorme diferença na incidência de casos de LMC em dois centros diferentes é difícil de explicar, uma vez que não se trata de registos de base populacional e pode dever-se aos diferentes grupos de cancro que gerem.
2. Relação sexual: os machos estão em maioria. A relação sexual entre machos e fêmeas varia entre 1:08 (Sterlings, Gujarat) e 3:1 (TMH, Mumbai).
3. Idade mediana: a idade média da população variou entre um mínimo de 32 anos (Nizam Institute of medical sciences, Hyderabad, Sul da Índia) e um máximo de 42 anos (Ashirwad Center, Mumbai, Sudoeste da Índia). Esta idade uma década mais jovem da população foi o achado mais consistente em quase todos os estudos, confirmando que, na Índia, a idade média de apresentação é uma década mais jovem do que na literatura europeia (idade média de 55 anos) e americana (idade média de 66 anos).
4. Sintomas à apresentação: o sintoma mais comum foi a esplenomegalia, variando entre 100% (WIA, Chennai) e 81% (IGIMS, Patna), seguida de hepatomegalia, fadiga, fraqueza, dores

agudas, palidez ou, por vezes, assintomática em 30% dos casos (HCG, BIO, Bangalore). Não foi detectada qualquer organomegalia em 5,4% dos doentes (IHTM, Calcutá). Em comparação com os dados ocidentais, em que cerca de 40% dos doentes são assintomáticos e diagnosticados com base em contagens anormais, a maioria dos doentes indianos é sintomática e apresenta geralmente uma dor surda e dolorosa na região hipocondríaca esquerda em consequência da esplenomegalia.

5. Contagens sanguíneas na apresentação: a mediana da hemoglobina (hb) variou entre 9 g/dl (IGIMS, Patna) e 11 g/dl (AIIMS, Índia); a mediana dos glóbulos brancos (WBC) variou entre 0,46 x 10^9/cumm (RGCI, Deli) e 1,86 x 10^9/cumm (WIA, Chennai). A LMC é uma doença mieloproliferativa, mas pode apresentar-se com uma contagem baixa de 0,18 x 10^9/cumm (PGI, Chandigarh).
6. Fase da LMC na apresentação: a percentagem de doentes apresentados em fase crónica variou entre 85% (PGI, Chandigarh) e 97% (IGIMS, Patna), com uma mediana de 89,5% (Figura 1), enquanto os dados europeus mostram que a LMC em fase crónica pode atingir 96,8%.

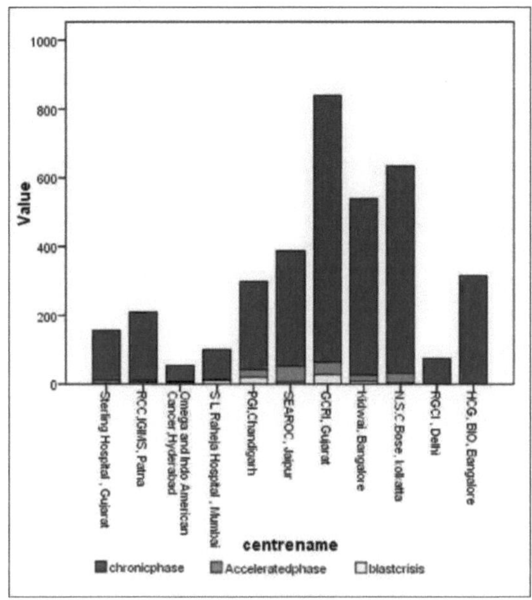

Fig. 1Estágio da leucemia mieloide crónica no momento do diagnóstico[5].

7. Categoria de risco Sokal: Os dados sobre a categoria de risco Sokal são retrospectivos e, por conseguinte, não estão completos. No entanto, alguns centros forneceram os seus dados e parece que a maioria dos doentes se enquadra na categoria de risco médio, que varia entre 27% e 47%, enquanto a categoria de risco baixo varia entre 25% e 55% e a categoria de risco elevado entre 12% e 28% dos doentes (ver Figura 2).

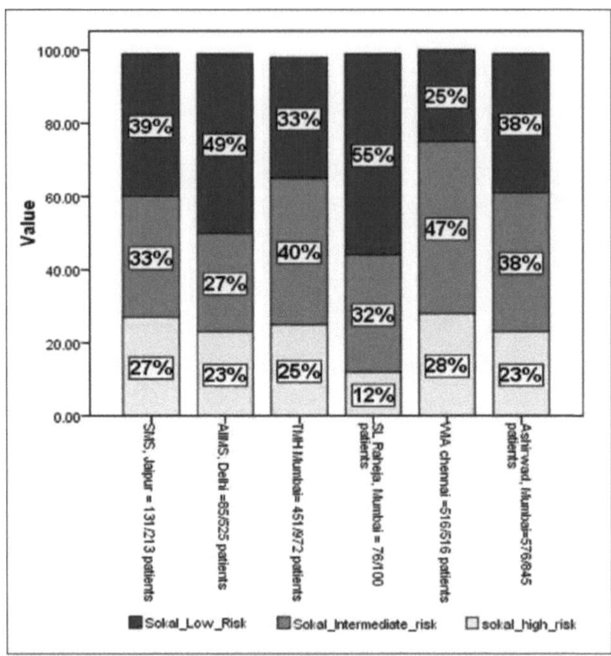

Figura 2: Categoria de risco de Sokal no momento do diagnóstico de leucemia mieloide crónica[5].

Observação e reação

É difícil interpretar a resposta ao tratamento em diferentes centros. Isto porque os tempos de resposta variam e a população tratada é também muito heterogénea. Na maioria dos centros, nem a fase crónica inicial (ECP) nem a fase crónica tardia (LCP) são mencionadas quando os doentes são apresentados. Em muitos centros, os doentes foram inicialmente tratados com hidroxiureia e interferão antes de passarem para o imatinib. Os pormenores estão disponíveis nos capítulos individuais para os diferentes centros. A resistência primária ao imatinib em doentes recentemente diagnosticados pode variar entre 0,1% (Omega, Hyderabad) e 3% (AIO, Raheja). O AIIMS registou 2 de 525 doentes com resistência primária.

Name of the institute	CHR %	CCyR %	MMoLR %	Loss of response or progression	Dose escalation
NIMS, Hyderabad	97	56	NA	6% (loss of CHR) 12% (loss of CCR)	NA
SMS, Jaipur	96		32	NA	NA
SEAROC, Jaipur	93	NA	53% (complete) 27% (major)	8.9% (33 patients progressed)	18% (67 patients)
TMH Mumbai	98.7	93	NA	NA	NA
AIO, Raheja, Mumbai	69	NA	NA	NA	5%
Sterling Ahmedabad, Gujarat	90	55	56.3	NA	NA
IHTM, Kolkata	70	MCyR 64.3 % CCyR 18.4 %	NA	—	26.4%
IGIMS, RCC, Patna	91	62	NA	6.8%	NA
PGI, Chandigarh	95	20	NA	5.2%	NA
Action Cancer Hospital, Delhi	95	53	NA	NA	NA
Kidwai, Bangalore	98	78	37	NA	NA
WIA, Chennai	91	40	—	14% loss CHR	2.8% (148 patients)
Ashirwad, Mumbai	94.6	62.1	74.7	6.2%	—
N.S.C.Bose, Kolkata	90	50	35% (complete)	10/7% progressed	NA
GCRI Ahmedabad, Gujarat	95	36% CCyR 23% PCyR	NA	NA	NA

CHR – Complete hematological response; CCyR – Complete cytogenetic response; MMol – Major molecular response, McyR – Major cytogenetic response, PcyR – Partial cytogenetic response

Figura 3 [5]: Resposta dos doentes ao tratamento em diferentes centros

Outros temas interessantes

1. (ECP) versus LCP: os dados do TMH de Mumbai mostraram que foi alcançada uma resposta citogenética completa (CCyR) de 60% nos doentes com LCP, em comparação com 80% nos doentes com ECP. Os dados do AIO, Raheja, Mumbai mostram que a resistência primária foi mais comum nos doentes com LCP, 21% contra 3% nos doentes com ECP. Ashirwad, Mumbai, também registou resultados semelhantes, com 80% de CCyR em doentes com ECP e 43% em doentes com LCP.
2. Glivec versus genérico: No SMS de Jaipur, 137 (64%) doentes receberam Glivec e 76 (36%) receberam genérico IM. A resposta hematológica completa (CHR) foi de 88% no braço do Glivec em comparação com 96% no braço do genérico. Outro estudo efectuado pelo Mumbai TMH apresentou resultados semelhantes, com 72% de RHC no braço do Glivec e 75% de RHC no braço do genérico.
3. Segurança do imatinib durante a gravidez: no SEAROC, Jaipur, três

pacientes engravidaram e todos os bebés nascidos não apresentavam defeitos congénitos. O estudo do AIIMS mostrou que 10 mulheres engravidaram enquanto tomavam imatinib, mas apenas três delas interromperam o medicamento de acordo com as instruções. No entanto, os resultados não foram notáveis, exceto que um bebé tinha uma meningocele.

4. Dados de mutação: No SEAROC, Jaipur, foi efectuada uma análise mutacional do imatinib em cinco doentes em fase acelerada, mas não foram conhecidas quaisquer mutações. No Kidwai Bangalore, foi efectuada uma análise mutacional em 101 doentes com uma resposta fraca, mas não se conheciam mutações em 73% deles. As mutações mais frequentemente detectadas foram a T315I (4 doentes) e a M351T (4 doentes).

Perfil de toxicidade

A toxicidade não hematológica mais frequentemente observada foi a alteração da pigmentação da pele, seguida de aumento de peso, edema, diarreia, mialgias, artralgias e transaminite. Nalguns casos, foram também notificadas ototoxicidade, diminuição da visão (RCC, Patna) e tumores secundários (AIO, Raheja, Mumbai). Entre as toxicidades não hematológicas, a anemia e a trombocitopenia foram as mais comuns. As toxicidades de grau III/IV que exigiram intervenção foram observadas em menos de 1% (GCRI, Gujarat), enquanto Ashirwad, Mumbai, registou até 16%. As várias toxicidades comuns registadas por diferentes centros são apresentadas na Figura 4 [5].

Centers	Anemia %	Thrombocytopenia %	Neutropenia %	Skin rashes %	Pigmenation		Edema %
					Hypo %	Hyper %	
NIMS, Hyderabad	65	17	28	20	NA	72	53
GCRI Ahmedabad, Gujarat	31	31	27	NA	47	NA	47
Ashirwad, Dadar	25.30	9.70	5.70	NA	18.80	NA	NA
Indira Gandhi, Patna	6	4	NA	12	42	NA	NA
Adayar, Chennai	2	5.50	11	2	15.6	NA	8
SEAROC cancer center, SK Soni Hospital, Jaipur	Y	Y	NA	NA	Y	Y	NA
N.S.C.Bose, Kolkata	Y	Y	Y	Y	NA	NA	Y
AIIMS, New Delhi	NA	NA	30	11	NA	17.60	8.80
Omega and Indo American Cancer, Hyderabad	NA	Y	Y		Y	NA	NA
AIO, Raheja, Mumbai	NA	Y	NA	Y	Y	Y	NA
Sterling Ahmedabad, Gujarat	NA	NA	NA	Y	Y	NA	NA
Institute of Hematology and Transfusion Medicin, Kolkata	NA	NA	NA	11.60	Y	NA	NA
Kidwai, Bangalore	NA	NA	NA	95.20	NA	NA	NA

Y -Sim; NA - Dados não disponíveis

Fig. 4: Perfil de toxicidade do imatinib, tal como relatado por vários centros

Sobrevivência

As taxas de sobrevivência variam entre 81% e 100%, consoante o estudo, como se pode ver na Figura 5.

Centre	OAS	DFS
NIMS, Hyderabad	100% CCR; 94% others	77
TMH, Mumbai	86	NA
S L Raheja Hospital, Mumbai	81	NA
Sterling Ahmedabad, Gujarat	82	NA
IGIMS, Patna	89	NA
Action Cancer Hospi tal, Delhi	92	NA
Kidwai, Bangalore	86.85	NA
WIA, Chennai	88	65
Ashirwad, Mumbai	87	72
N.S.C.Bose, Kolkata	81.5	75.5
GCRI Ahmedabad, Gujarat	86	NA

OAS - Sobrevivência global; DFS - Sobrevivência livre de doença; CCR - Resposta citogenética completa

Fig. 5 Dados de sobrevivência compilados[5].

CAPÍTULO 3 - MODELOS DE LEUCEMIA

É sabido que a incidência de leucemia varia consideravelmente em todo o mundo. Nos países ocidentais, a leucemia linfocítica crónica (LLC) é a forma mais comum de leucemia em adultos, ao passo que a incidência de LLC é menor nos asiáticos. [6] Morfologicamente, foram encontrados blastos reconhecíveis no filme de sangue periférico, que teve uma sensibilidade absoluta sem falsos positivos. As leucemias crónicas (LMC e LLC) apresentavam um elevado número de leucócitos totais, igual ou superior a 1 l/cm, enquanto a maioria das leucemias agudas apresentava um número inferior a 1 l/cm[7]. A percentagem de células blásticas nos hemogramas diferenciais permaneceu muito baixa nas leucemias crónicas, mas foi mais elevada nas leucemias agudas. A gravidade da anemia variava de ligeira a grave, com níveis de hemoglobina entre 3 e 12 gramas. A maioria dos doentes apresentava níveis de Hb entre 5 e 10 gramas. Os doentes com leucemia aguda apresentavam uma forma mais grave de anemia. Todos os esfregaços de medula óssea recomendados/sugeridos correspondentes mostraram uma hipercelularidade e um rácio miloide/eritroide (M:E) mais elevado na LMC. Nas leucemias agudas, predominam os blastos, enquanto as linhagens eritropoiéticas e megacarióticas são suprimidas: Hepatomegalia, esplenomegalia, febre, hemorragia, linfadenopatia, dor óssea, infeção, fraqueza e abdómen nodular são as diferentes caraterísticas clínicas observadas com frequência variável em diferentes tipos de leucemia. [8]

CAPÍTULO 4 AVANÇOS NO TRATAMENTO DA LEUCEMIA

A leucemia mieloide crónica (LMC) é uma doença mieloproliferativa clonal das células estaminais hematopoiéticas primárias, caracterizada pela presença de uma única translocação, nomeadamente BCR/ABL1, conhecida como cromossoma Filadélfia. A CMPD mais comum, a leucemia mieloide crónica (LMC), representa aproximadamente 20% a 35% de todas as leucemias em adultos, sendo <5% nas crianças. Surge tipicamente entre os 40 e os 60 anos de idade e cerca de 20-40% dos doentes são assintomáticos. [Clinicamente, o doente apresenta-se com hepatoesplenomegalia, acompanhada de leucocitose, anemia ou trombocitose. Na era pré-Imatinib, a LMC era tratada principalmente com radioterapia, pulsulano, hidroxiureia, interferão alfa, citarabina ou, mais tarde, transplante alogénico de células estaminais hematopoiéticas[10]. No entanto, na altura também se sabia que o BCR/ABL1, uma oncoproteína de fusão que é uma tirosina quinase consubstancialmente ativa, desempenhava um papel central na patogénese da LMC e que a sua supressão poderia levar a uma paragem na progressão da doença, o que levou ao desenvolvimento do imatinib, um inibidor da tirosina quinase (TKI) que inibe a atividade cinase leucemogénica da oncoproteína BCR-ABL1[11]. Esta pequena molécula direcionada foi altamente eficaz e bem tolerada. O imatinib foi então estudado no âmbito do famoso ensaio internacional aleatório de Interferão versus STI571, que teve início em 2000[12]. Neste estudo, os doentes recém-diagnosticados com LMC em fase crónica foram aleatorizados para receberem imatinib 400 mg/dia ou interferão mais citarabina. Os resultados deste estudo, como sabemos, alteraram completamente o panorama terapêutico dos doentes com LMC com cromossoma Filadélfia positivo.

Uma década mais tarde, desde a introdução do imatinib, a evolução das tendências de tratamento e a introdução de novos TKIs puseram em evidência diferentes aspectos da LMC. Nesta era de TKIs de 2ª. e 3ª geração, é importante compreender as tendências fundamentais da LMC, a tolerabilidade do medicamento, a resistência ao medicamento e a necessidade de transplante nos nossos doentes indianos.

Devido à escassez de dados indianos sobre a LMC e à evolução das tendências no tratamento da LMC na Índia, foi organizada uma reunião para partilhar pontos de vista e dados clínicos de doentes com LMC de toda a Índia, como foi o caso da reunião "Indian evidence of CML-mylestone" (Evidência indiana de LMC-milestone) realizada em 24-25 de julho de 2010. Foi organizada pelo Dr. Kumar Prabhash, Professor Associado, TMH Mumbai, em colaboração com a Indian Cooperative Oncology Network[13]. A reunião contou com a participação de 22 grandes centros de cancro da Índia, representando 8 115 doentes[14]. Esta foi a primeira colaboração com dados tão abrangentes sobre a LMC em doentes indianos. Dezoito centros de oncologia também apresentaram os seus manuscritos e, neste artigo, apresentamos um resumo dos dados recolhidos conjuntamente a partir dos manuscritos apresentados. [14,15,16]É importante salientar que estes dados são retrospectivos e têm as suas limitações, mas, ao mesmo tempo, fornecem uma visão útil sobre a apresentação, as modalidades de tratamento e os resultados em doentes indianos com LMC.

Outro facto importante a mencionar é que, através de vários programas de apoio aos doentes, como o GIPAP, o Glivec tornou-se acessível a centenas de doentes que não o podiam pagar e desempenhou um papel importante na melhoria dos resultados globais dos doentes com LMC na Índia [17,18,19].

Apenas alguns relatórios examinaram os factores responsáveis pela resposta e sobrevivência em doentes com LMC. Um desses estudos, realizado por Ashirwad Mumbai, demonstrou que, na análise de regressão de Cox, a idade inferior a 40 anos, a pontuação baixa de Sokal, a CHR e a CCyR eram preditores significativos da sobrevivência sem eventos, enquanto na análise multivariada, a pontuação baixa de Sokal e a fase crónica precoce eram preditores significativos da CCyR[20]. Do mesmo modo, o IOA reafirmou que uma fase crónica precoce, uma melhor tolerância ao medicamento e a ausência de resistência primária são preditores significativos de uma melhor sobrevivência em doentes com LMC. A interrupção do tratamento deve-se a uma interação complexa de factores biológicos, socioeconómicos e relacionados com o tratamento prevalecentes na Índia. As diferenças biológicas (uma proporção relativamente elevada de crianças mais velhas, doença das células T, leucócitos elevados, BCR-ABL, t(1 :19) e uma menor proporção de TEL-AML1), factores do hospedeiro (co-morbilidades como a malnutrição, a tuberculose, a hepatite B, infecções bacterianas multirresistentes e potenciais factores farmacogenómicos), As infra-estruturas deficientes (falta de pessoal adequado e formado e de cuidados de apoio de má qualidade) e a ausência de protocolos nacionais adequados e uniformes com estratificação de riscos explicam não só os resultados relativamente mais fracos (mais recaídas e mortes por toxicidade) na Índia em comparação com os países altamente desenvolvidos, mas também as diferenças nos resultados dentro da Índia.[21,22,23] Em contrapartida, não foram demonstradas diferenças biológicas claras entre a Índia e os países de alta renda para a LMA, e é provável que um tratamento e cuidados de apoio óptimos sejam essenciais para melhorar os resultados. A procura de um tratamento mais intensivo (e provavelmente de taxas de remissão clínica mais elevadas e de taxas de recidiva mais baixas) deve ser ponderada em relação ao consequente aumento de mortes tóxicas. Os estudos de LMA indicam que os doentes tratados com três fármacos tiveram uma melhor resposta e uma taxa de recidiva mais baixa, mas uma taxa de mortalidade tóxica mais elevada, negando o benefício do aumento da intensidade do tratamento. No entanto, o pequeno número de doentes e de centros envolvidos torna impossível tirar conclusões significativas[24,25,26].

No futuro, é essencial concentrarmo-nos no tratamento dos três problemas. A interrupção do tratamento exige um apoio global às famílias, que inclua ajuda financeira, alojamento, apoio psicológico, transporte, subsídios de alimentação, um grupo de apoio aos pais e um sistema de acompanhamento dos doentes.

A redução das taxas de recidiva exige regimes de tratamento adaptados e estratificados em função do risco (incluindo a doença residual mínima, se possível), com base na experiência, nas infra-estruturas e nos cuidados de apoio disponíveis num centro, tal como sugerido pelas últimas orientações[27,28]. A fase inicial de esteróides na LLA deve ser utilizada para uma citorredução lenta e para prevenir complicações metabólicas e infecciosas. Nas crianças com LMA que não são elegíveis para o tratamento intensivo padrão devido a co-morbilidades ou a razões financeiras, a quimioterapia metronómica oral em ambulatório pode ser utilizada como ponte para o tratamento padrão, com taxas de resposta de 89%, incluindo 62% de remissões completas [29,30].

A redução das mortes por toxicodependência exigiria uma melhoria sistemática dos cuidados de apoio, recorrendo aos conhecimentos locais e internacionais, o que incluiria a prevenção e o tratamento atempados da síndrome de lise tumoral, incluindo a utilização de rasburicase em doses baixas, o tratamento agressivo da hiperleucocitose, incluindo a utilização de L-asparaginase, o combate à desnutrição, através da avaliação precoce do risco nutricional e da deteção precoce, a prevenção e o tratamento da hepatite B com lamivudina ou entecavir, bem como da tuberculose e de outras infecções multirresistentes, através de medidas rigorosas de controlo das infecções e de um apoio adequado às transfusões, através da promoção de registos voluntários de plaquetas e de dadores de sangue.

O mais importante é conjugar esforços para promover o tratamento dos doentes de acordo com protocolos comuns e incentivar a realização de ensaios clínicos prospectivos e multicêntricos. A colaboração entre indivíduos e instituições a nível regional, nacional e internacional tem sido fundamental para os notáveis progressos realizados na Europa e na América do Norte no domínio do cancro infantil em geral, e da LLA e da LMA em particular, onde quase todas as crianças com cancro estão registadas em grupos cooperativos e a maioria participa em ensaios clínicos. A experiência de grupos cooperativos em países de baixa e média renda, como Marrocos, a América Central, o Brasil e o iBFM, são exemplos que demonstram que esses grupos podem ser bem sucedidos e que a cooperação regional e nacional contribui significativamente para melhorar a sobrevivência e os resultados no cancro infantil. Em contrapartida, há uma notável falta de estudos prospectivos multicêntricos na Índia para todos os cancros infantis, incluindo a LLA e a LMA, com uma exceção. Os recentes esforços da InPOG para promover ensaios clínicos e o desenvolvimento do estudo InPOG-ALL-15-01 são de saudar a este respeito. Têm o potencial de dar um salto quântico nos resultados do tratamento do cancro infantil na Índia, tal como aconteceu com o estudo pioneiro MCP-841 para a LLA, que melhorou as taxas de sobrevivência de <20% para quase 60%[31-35].

Por último, é importante salientar a falta de dados na Índia sobre os efeitos tardios. Isto é particularmente importante para a LLA, uma vez que, no passado, a maioria dos doentes recebeu radioterapia craniana como parte do seu tratamento. Estudos recentes referiram que 15% das crianças com LLA (que foram todas tratadas de acordo com o protocolo MCP-841 com irradiação craniana de 18-24 Gy) desenvolveram perturbações neurocognitivas. [Este conhecimento e as adaptações terapêuticas daí resultantes assegurariam que, no futuro, ao introduzir tratamentos estratificados em função do risco, intensivos e adaptados, melhoraríamos as hipóteses de sobrevivência, reduzindo simultaneamente os efeitos tardios nas crianças com leucemia aguda na Índia.

- O NOSSO ESTUDO

Na ausência de um programa de rastreio da leucemia a nível nacional, a maioria da população indiana continua a desconhecer a existência desta doença do sangue. A falta de sensibilização também desempenha um papel na apresentação tardia e no incumprimento das diretrizes de rastreio. É importante que os médicos e patologistas determinem o peso atual da leucemia na Índia e compreendam como a incidência e o resultado da doença variam no país. Neste contexto, o presente estudo tem por objetivo descrever a incidência e a prevalência da leucemia na população de Lucknow, Uttar Pradesh.

Realizámos um estudo para descrever a incidência e a prevalência de leucemia na população de Lucknow que frequenta a nossa faculdade. O estudo foi planeado para três anos consecutivos, de 2013 a 2015, em doentes nos quais foram diagnosticadas células imaturas num esfregaço de sangue periférico, tendo a tipagem e a avaliação subsequentes sido efectuadas por exame da medula óssea. Os registos médicos foram recolhidos no Departamento de Hematologia, Departamento de Patologia, Era's Lucknow Medical College, Lucknow, Uttar Pradesh. Houve o cuidado de garantir que os registos dos doentes não fossem duplicados durante os exames de acompanhamento. Os dados foram recolhidos de acordo com o tipo de leucemia, a idade e o sexo dos doentes. No laboratório, foi colhida uma amostra da medula óssea do doente e foi feito um esfregaço de sangue periférico/medula óssea a partir desta amostra, corado com o corante de Leishman e examinado microscopicamente para identificar as células leucémicas e a sua percentagem relativa. Dependendo da percentagem de células blásticas e de células prematuras no esfregaço, a leucemia foi diagnosticada como uma forma aguda ou como uma forma crónica e suas variantes. Foram utilizadas colorações especiais para determinar a série mieloide ou linfoide.

As colorações especiais incluíram MPO (coloração de mieloperoxidase), PAS (coloração de Schiff de ácido periódico), NSE (esterase não específica) e negro de Sudão. Outro estudo realizado em Haryana com objectivos semelhantes envolveu 650 doentes diagnosticados com leucemia no departamento de patologia em 2008-12. Estes doentes foram examinados em particular no que diz respeito ao sexo, à idade do diagnóstico, aos factores de risco, à profissão e às principais doenças. As amostras de sangue total dos doentes foram recolhidas para análise hematológica com o seu consentimento informado. Este estudo foi aprovado pelo comité de ética institucional da MD University, Rohtak. As percentagens de blastos, os índices de glóbulos vermelhos e brancos, as contagens de plaquetas e os níveis de hemoglobina foram determinados utilizando procedimentos laboratoriais normalizados. Foram preparadas lâminas de sangue periférico (PBF) utilizando a coloração de Leishman para determinar a morfologia dos blastos na amostra de sangue periférico de todos os doentes com cancro do sangue. O diagnóstico de leucemia foi efectuado com base no critério de 20% de blastos, seguido do Sudan Black B para distinguir a LMA da LLA. Foi utilizada a análise de variância (ANOVA) para estudar as interações entre os factores que influenciam os doentes com leucemia. Os dados dos doentes com leucemia foram analisados e depois submetidos a ANOVA. A fim de determinar se existe ou não uma interação entre factores como a idade/sexo/subtipo que influenciam a leucemia.

No nosso estudo, observámos uma tendência para o aumento da incidência de leucemia com a idade, embora a leucemia aguda fosse mais comum em doentes com menos de 20 anos de idade. O número total de homens neste estudo foi de 116 [40,6%] e o número total de mulheres foi de 170 [59,4%] [tabela 1]. A maioria dos doentes situava-se no grupo etário dos 21-30 anos [Fig. 6], mas a prevalência percentual de leucemia no nosso estudo foi mais elevada nos grupos etários dos 51-60 e 71-80 anos.[Os homens foram mais afectados do que as mulheres em todos os grupos etários, mas a aplicação do teste exato de Fischer não revelou qualquer correlação entre o sexo e o tipo de leucemia [Quadro 4, Fig. 8]. A leucemia aguda tem uma prevalência mais elevada na segunda década, como se pode ver no [Fig. 9, Quadro 5].

Quadro 1

SEX DISTRIBUTION		
Sex	Number of patients	Percentage
MALE	116	40.6
FEMALE	170	59.4
Chi sq=10.20, p-0.006		

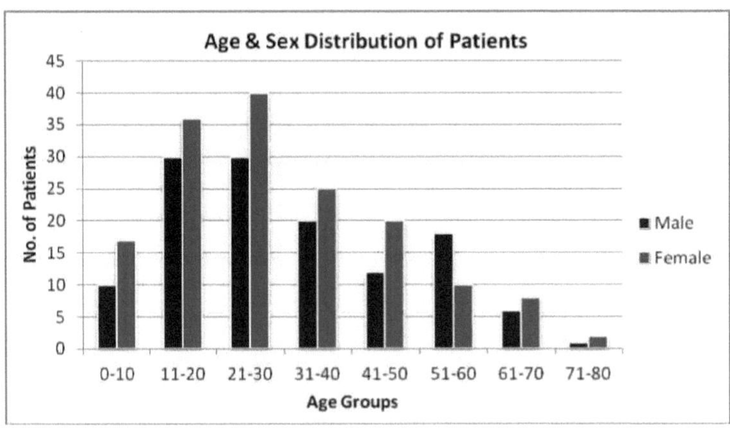

Figura 6

AGE YEARS	Prevalence of Leukemia (%)	95% CI for prevalence	
		Lower	Upper
0-10	7.41	0.00	17.29
11-20	7.58	1.19	13.96
21-30	8.57	2.01	15.13
31-40	17.78	6.61	28.95
41-50	6.25	0.00	14.64
51-60	21.43	6.23	36.63
61-70	14.29	0.00	32.62
71-80	33.33	0.00	86.68

Quadro 2

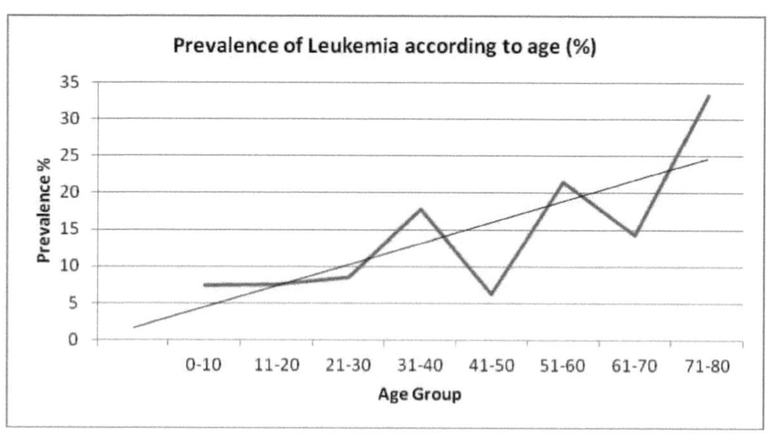

fig7

A prevalência da leucemia tende a aumentar com a idade.

AGE YEARS	Prevalence of Leukemia (%)	
	Male	Female
0-10	10.0	5.9
11-20	10.0	5.6
21-30	13.3	5.0
31-40	25.0	12.0
41-50	8.3	5.0
51-60	16.7	30.0
61-70	16.7	12.5
71-80	100.0	0.0
Total	15.0	8.2

Quadro 3

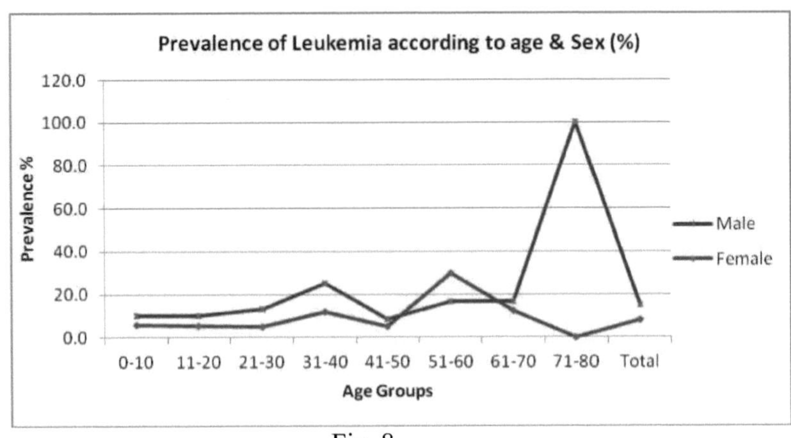

Fig. 8

Em quase todos os grupos etários, a prevalência da leucemia é mais elevada nos homens do que nas mulheres.

TYPES OF LEUKEMIA	MALE N (%)	FEMALE N (%)	TOTAL N (%)
AML	7 (38.9)	6 (42.9)	13 (40.6)
ALL	1 (5.6)	1 (7.1)	2 (6.3)
CML	8 (44.4)	6 (42.9)	14 (43.8)
CLL	2 (11.1)	1 (7.1)	3 (9.4)
Total	18 (56.3)	14 (43.7)	32

Quadro 4

P = 1,000 utilizando o teste exato de Fisher [Utilizado para estabelecer a significância da associação].

Não houve associação entre o género e os tipos de leucemia (p=1.000).

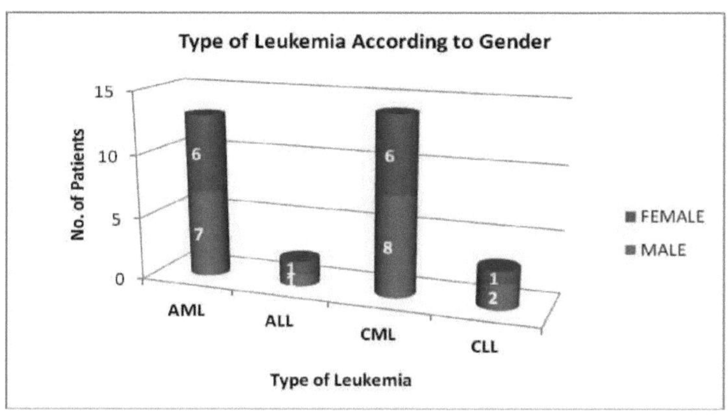

Fig. 9

Age group	Leukemia Type			
	AML	ALL	CML	CLL
0-10	1	1		
11-20	4	1		
21-30	4		2	
31-40	3		5	
41-50	1		1	
51-60			6	
61-70				2
71-80				1

Quadro 5

Fig. 10

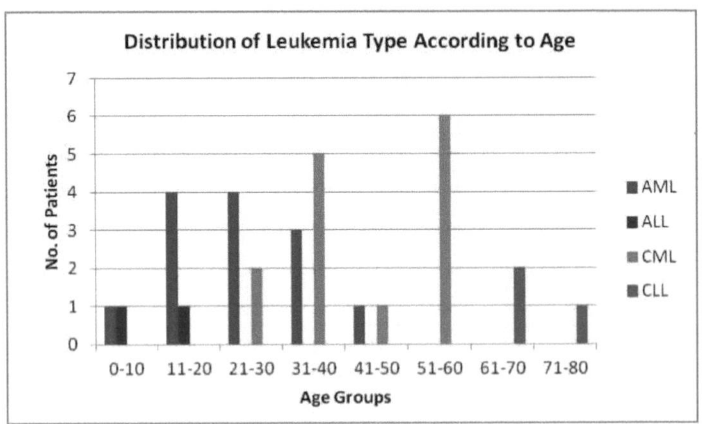

O quadro mostra que as leucemias agudas, como a LMA e a LLA [FIG6,7], são mais frequentes antes dos 20 anos de idade.

são mais frequentes antes dos 20 anos e as leucemias crónicas, como a LMC eCLL[ABB8,9] são mais frequentes nos grupos etários mais velhos.

CAPÍTULO 5 - RASTREIO DA LEUCEMIA

Os tumores hematológicos malignos estão muito disseminados no nosso país. No passado, foram efectuados vários estudos sobre diferentes aspectos de cada doença hematológica maligna. Muitos investigadores recolheram informações sobre os tumores hematológicos malignos na Índia. Referiram que, na Índia, todos os tumores hematológicos malignos são mais prevalentes em Deli, seguida de Bombaim. No entanto, o nosso estudo foi o primeiro a examinar a felicidade da população do Uttar Pradesh [37-38]. As zonas rurais registam a menor incidência destes tumores malignos. Uma doença maligna hematológica ocorre quando algo corre mal na regulação da divisão ou do tempo de vida de uma célula sanguínea ou do seu precursor. Caracteriza-se por uma multiplicação generalizada, rápida e desordenada dos leucócitos e dos seus precursores e pela presença de leucócitos imaturos no sangue, frequentemente em grande número. A leucemia é um dos cancros mais comuns em todos os grupos étnicos, com uma proporção relativa que varia entre 25 e 40%[39-42].

No Ocidente, a leucemia e o neuroblastoma são os factores que mais contribuem para a mortalidade infantil. Na Índia, a leucemia continua a ser a principal causa de mortalidade infantil relacionada com o cancro. Isto deve-se ao facto de a taxa de sobrevivência para todos os tipos de cancro, incluindo a leucemia, ser mais baixa na Índia. Vários factores explicam as perspectivas menos favoráveis para os cancros do sangue na Índia. Tratamentos dispendiosos, mortes relacionadas com o tratamento, doentes que recusam ou abandonam o tratamento e recidivas da doença são consequências indesejáveis frequentes. Os cancros hematológicos malignos estão muito disseminados no nosso país. Foram efectuados numerosos estudos sobre diferentes aspectos de certos tumores hematológicos malignos. Alguns investigadores referiram que, na Índia, todos os tumores hematológicos malignos são mais comuns em Deli, seguida de Bombaim[43]. A população urbana tem uma maior incidência de leucemia do que as zonas rurais. Esta diferença entre as populações urbanas e rurais pode ser explicada pelo facto de o estatuto socioeconómico das pessoas ser mais elevado e de os seus hábitos alimentares e estilo de vida serem mais ocidentalizados. Nas zonas rurais, pelo contrário, as pessoas mantêm hábitos alimentares e estilos de vida tradicionais. Estes factores podem estar na origem das diferenças relativas na incidência de doenças hematológicas malignas entre as populações urbanas e rurais. Um estudo efectuado na população de Haryana revelou que todas as leucemias surgiram duas décadas mais cedo. A prevalência da leucemia aguda (51%) é mais elevada do que a da leucemia crónica (49%), tal como demonstrado por outros estudos. Alguns estudos registaram mais casos de leucemia crónica (60%) do que de leucemia aguda. Num estudo, o tipo de leucemia mais comum foi a LMC, seguida da LMA, da LLA e da LLC. Muitos estudos registaram mais casos de leucemia mieloide do que de leucemia linfoide, incluindo o nosso estudo. Estes estudos registaram mais casos de LMC do que de LMA, sendo a LMC notoriamente mais comum na população indiana. Esta diferença pode dever-se a diferenças geográficas nos estudos efectuados. [44-48]

Verificou-se que a LLA é mais comum do que a LLC, embora alguns estudos tenham encontrado uma incidência significativamente mais elevada de LLC. Estudos realizados na Dinamarca, Polónia e Escandinávia indicaram que a LLC era mais comum do que a LMC nestes países. A LLA foi detectada no oeste, no centro e, mais frequentemente, no sul. A incidência de LLA é mais baixa na Índia oriental e nas regiões setentrionais, o que também foi constatado por Rathee et al. no seu estudo. A incidência de LLA situa-se no leste, centro e oeste, com uma faixa meridional intermédia. [49-RATHEE].

O aumento da incidência de todas as leucemias nos homens pode dever-se à sua exposição comparativamente mais elevada a carcinogéneos ocupacionais e ambientais, o que também se verificou no nosso estudo. A febre baixa, a palidez crescente, a fraqueza geral e as dores no corpo foram os sintomas mais comuns na LMA e na LLA, ao passo que a esplenomegalia foi mais frequentemente observada na LMC. A sensibilidade óssea foi o sintoma mais comum tanto na LLA como na LMA. A linfadenopatia foi observada em 78% e 74% dos doentes com LLC e LLA, respetivamente, enquanto as hemorragias da retina foram observadas em 15% dos doentes com LMA. A hemorragia é outro sintoma que também tem sido observado na leucemia aguda. Um estudo de Modak et al. encontrou um rácio homem:mulher de 1,8:1, o que é consistente com os nossos resultados e com outro estudo semelhante.50 [MODAK] Verificaram que as leucemias mielóides eram mais comuns do que as leucemias linfóides, um resultado semelhante ao do nosso estudo. Outro estudo mostra uma elevada prevalência de leucemia nos homens, o que também é o caso no nosso estudo.

Um estudo realizado em Haryana revelou que todos os cancros aparecem duas décadas mais cedo e que, neste estudo, a leucemia aguda (51%) era mais comum do que a leucemia crónica (49%). No entanto, em dois outros estudos, havia mais casos de leucemia crónica (60%) do que de leucemia aguda. Na maioria dos estudos, o tipo de leucemia mais comum foi a LMC, seguida da LMA, da LLA e da LLC. Em estudos anteriores, foram registados mais casos de leucemia mieloide. Nestes estudos, foram registados mais casos de LMC do que de LMA. [Dois estudos anteriores efectuados na Índia também encontraram uma maior incidência de LMC, o que pode dever-se a diferenças geográficas. Entre as leucemias linfóides, todas foram muito mais frequentes no nosso estudo 112/650 (17,2%) do que a LLC 64/650 (10%). Foram registados resultados semelhantes em vários estudos anteriores. No entanto, alguns outros estudos mostraram uma incidência significativamente mais elevada de LLC[52-53]. Estudos realizados em Bombaim por alguns colaboradores revelaram menos casos de LLA e mais casos de LMA[54]. A LLA é a doença intermédia no Oeste e a mais comum no Sul. Curiosamente, a incidência de LLA é mais baixa no leste da Índia, bem como nas regiões do norte, facto que também observámos no presente estudo. A incidência registou-se no leste, centro e oeste, com uma faixa meridional intermédia. Esta compilação mostra diferenças geográficas na incidência de leucemia. O aumento da incidência de todas as leucemias nos homens parece dever-se ao facto de os homens estarem comparativamente mais expostos a agentes cancerígenos profissionais e ambientais, como especularam alguns trabalhadores. Os blastos leucémicos no sangue periférico são mais elevados na LMA, com uma contagem média de blastos de 45%, seguida da LMC (42%), da LLA (38%) e da LLC (35%) [55-57]. Estes resultados também foram comparáveis com estudos anteriores. A febre baixa, a palidez progressiva, a fraqueza geral e as dores no corpo foram os sintomas mais comuns, enquanto a palidez foi o sinal mais comum na LMA e na LLA e a esplenomegalia isolada foi mais comum na LMC. A sensibilidade óssea foi mais comum na LLA e na LMA.

o seguinte. A linfadenopatia foi observada em 78% e 74% dos doentes com LLC e LLA, respetivamente. Curiosamente, foram observadas hemorragias na retina em 15% dos doentes com LMA. A hemorragia também foi observada na leucemia aguda. [58-60]

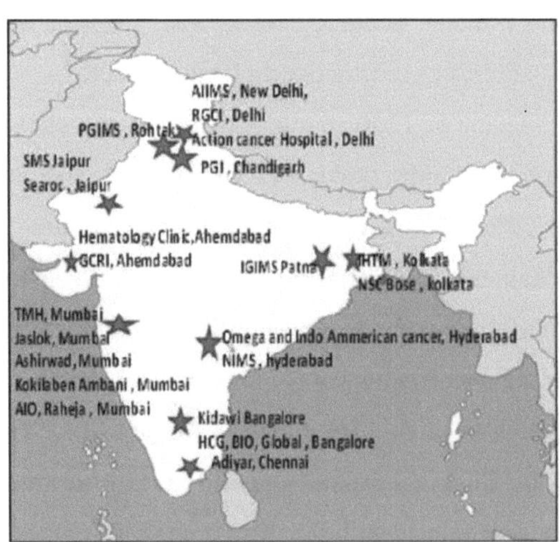

CENTRES FOR CML SCREENING IN INDIA[5]

Num estudo realizado em Jharkahnd, foram observados trinta e três casos de leucemia nesta área tribal, sendo a LMC a forma mais comum (34,7%). 16 Dos 46 casos, 13 apresentavam uma reação leucémica (desvio para a esquerda) (28,2%), o que leva à suspeita inicial de leucemia. Também se observou que os casos de LLA foram encontrados no grupo etário mais jovem, dos 0 aos 20 anos. A leucemia linfocítica aguda é a doença maligna mais comum nas crianças, sendo responsável por cerca de 30% dos cancros infantis. Todos os casos de LLC eram do sexo masculino [61 JHARKHAND].

subcontinente asiático no que diz respeito a um aumento sazonal da incidência de leucemia desde o início da primavera até ao final da estação das monções. Neste estudo, a LMC (34,7%), seguida da LLA (15,2%) e da LMA (10,8%), foi o tipo de leucemia mais comum. No entanto, um estudo anterior do TUTH no Nepal revelou que a LMA (33,0%), seguida da LMC (29,5%), era o tipo de leucemia mais comum. Na região do Sudeste Asiático, o padrão de maior incidência de leucemias mielóides (LMC e LMA) no Nepal foi considerado semelhante ao observado em dois estudos efectuados na Índia (62-65). A incidência mais elevada de leucemias crónicas (43,4%) versus agudas (28,2%) no presente estudo não é comparável a um relatório do Paquistão (37,2% e 62,8%, respetivamente). A baixa incidência de LLC (8,6%) na nossa série é semelhante à baixa incidência registada noutros estudos do Nepal e de outros países da região do Sudeste Asiático, onde representou 0-5,71% dos casos. Em termos de leucemia aguda, a LLA foi o tipo de leucemia mais comum neste estudo, tal como na região do Próximo e Médio Oriente, mostrando que a LLA é o tipo de leucemia mais comum. Num estudo realizado no Kuwait, a LMA foi o tipo de leucemia mais comum. O mesmo se verificou num estudo efectuado em Riade. Relatórios de diferentes partes de África indicam a ocorrência frequente de leucemia linfocítica crónica, principalmente em mulheres com menos de 50 anos, sugerindo que as influências do estilo de vida desempenham um papel na leucemogénese. O mesmo foi observado no presente estudo. Dos 4 casos de LLC, 3 eram mulheres e 1 era homem, e todos tinham menos de 50 anos de idade. Neste estudo, a incidência de LLC foi de (8,6%), ao passo que, em dados de países europeus, a incidência de leucemia linfocítica crónica atingiu os 40%. [66-68]

Com base nestes resultados, existe atualmente na Índia uma lacuna considerável em termos de resultados do tratamento da LLA e da LMA, em comparação com os relatórios da ICH. No entanto, antes de analisar mais aprofundadamente os dados e tirar conclusões, é importante colocar estes resultados num contexto nacional. De acordo com as estimativas da GLOBOCAN (http://globocan.iarc.fr), cerca de 25 000 crianças são diagnosticadas com cancro todos os anos na Índia e aproximadamente

9 000 dessas crianças têm leucemia. Mesmo com estas estimativas conservadoras, a Índia teria 90 000 crianças com leucemia numa década. [69- GLOBOCON]

Numa análise de 3761 crianças com LLA e 336 com LMA ao longo de um período de duas a três décadas, isto representa apenas uma pequena fração do peso total da leucemia infantil. Pode argumentar-se que estes "doentes em falta", muitos dos quais são provavelmente oriundos de zonas rurais ou de pequenas cidades, têm provavelmente um resultado pior do que o das coortes de base hospitalar nesta análise e estão provavelmente mais próximos do resultado do estudo de base populacional. Isto deve-se ao facto de as coortes baseadas em hospitais excluírem frequentemente as pessoas que decidem não seguir o tratamento ou que abandonam o mesmo [70,71].

Quais são os resultados para as crianças que foram tratadas mas para as quais não existem dados disponíveis? Alguma desta informação pode ser encontrada na literatura cinzenta, na qual as instituições publicam resumos do seu trabalho. Muitas vezes, estes não são publicados, mas podem fornecer informações úteis. No entanto, a maioria dos dados sobre os resultados não é recolhida. Reconhecendo a necessidade de recolha de dados, os esforços recentes para desenvolver registos de cancro pediátrico em linha nos hospitais, como o IndiaPod (https://indiapod.org) e o Pond4kids (https://www.pond4kids.org), bem como o financiamento de gestores de dados, ajudarão a preencher esta lacuna. Atualmente, mais de 8000 crianças com cancro recentemente diagnosticado são registadas todos os anos no IndiaPod [72- INDIAPOD].

Em consonância com estudos realizados noutros países de baixo e médio rendimento (LMIC) e com estudos anteriores realizados na Índia, os nossos resultados confirmam que existem essencialmente três causas de maus resultados em crianças com leucemia aguda: interrupção do tratamento, recaída e morte tóxica.

CAPÍTULO 7 EPIDEMIOLOGIA E FACTORES SOCIOECONÓMICOS

No nosso estudo, a leucemia aguda foi mais comum do que a leucemia crónica no grupo etário mais jovem, enquanto a leucemia total foi mais comum no grupo etário mais velho. Os homens também foram mais frequentemente afectados do que as mulheres, mas não foi estabelecida qualquer relação entre o tipo de leucemia e o sexo do doente. Entre todos os subtipos de leucemia, a leucemia mieloide foi muito mais frequente do que a leucemia linfoide - uma constatação que também foi observada em alguns outros estudos.

Um estudo revelou que a frequência da leucemia varia de acordo com a idade e o sexo, o que, segundo o autor, pode dever-se não só a factores genéticos, mas também ao estilo de vida e aos hábitos, como o tabagismo[73].

Verifica-se que o espetro da epidemiologia do cancro na Índia é diferente do de outros países industrializados. É de salientar que, apesar da sua grande população, a Índia não dispõe de muitos dados sobre registos de cancro, pelo que o desenvolvimento de registos regionais e nacionais é a palavra de ordem.

A incidência de doenças malignas hematológicas foi mais elevada nas zonas urbanas do que nas zonas rurais. Uma explicação possível é que as populações rurais e urbanas diferem em termos de factores ambientais e socioeconómicos.

As cidades urbanas de Haryana são industrializadas e relativamente densamente povoadas. O estatuto socioeconómico dos habitantes é mais elevado, e os hábitos alimentares e estilos de vida tendem a ser mais ocidentalizados. Nas zonas rurais, por outro lado, as pessoas continuam apegadas aos seus hábitos alimentares e estilos de vida tradicionais. Estes factores podem estar na origem das diferenças relativas na incidência de doenças hematológicas malignas na população urbana em comparação com a população rural[74-78]. Vários estudos confirmam que a idade de apresentação da doença é cerca de dez anos mais jovem e que a maioria dos doentes se apresenta na fase crónica[79,80]. [79,80] O estatuto socioeconómico dos doentes também influencia a resposta ao imatinib. Um estudo do SMS, Jaipur, mostrou que os doentes com um estatuto socioeconómico elevado tiveram uma resposta de 100% ao imatinib, em comparação com 90,3% para os doentes com um estatuto socioeconómico mais baixo. Outro dado importante, documentado pelos dados do Mumbai TMH, diz respeito à adesão ao medicamento. Nos doentes com uma interrupção do tratamento superior a 4 semanas, a CCyR foi de apenas 57%, em comparação com 80% de CCyR nos doentes com uma interrupção do tratamento inferior a 4 semanas. A literatura refere regularmente uma predominância masculina na LLC. Pensa-se que os factores genéticos e outros factores ambientais reduzem o risco de LLC. No entanto, esta caraterística específica do subtipo da baixa taxa e da incidência decrescente de LLC nos asiáticos requer um estudo mais aprofundado. Os linfomas representam cerca de 10% de todos os cancros infantis e ocupam o terceiro lugar em termos de incidência relativa, depois da leucemia e dos tumores cerebrais. A incidência do linfoma não-Hodgkin está a aumentar de forma constante e está a tornar-se uma epidemia mundial. Alguns estudos demonstraram que a leucemia linfoblástica aguda é significativamente mais comum no verão em todos os grupos etários, o que sugere um padrão sazonal de ocorrência. Outros estudos não encontraram provas de sazonalidade do diagnóstico[81-85].

CAPÍTULO 8 ARMADILHAS E PROBLEMAS

Apesar das tecnologias modernas, como a citometria celular de fluxo, a hemoanálise, a imunofenotipagem e a sondagem molecular, o exame citomorfológico de esfregaços de sangue periférico corados microscopicamente continua a ser a base do diagnóstico de um grande número de doenças. Embora a análise morfológica seja tecnicamente simples, requer uma perícia considerável. No caso de várias doenças hematológicas (p. ex., leucemia), é importante efetuar um diagnóstico precoce, para que se possa proceder a um tratamento adequado. Além disso, o encaminhamento para um centro de cuidados terciários só se justifica se tiver sido efectuado um diagnóstico sólido de suspeita. Muitas doenças leucémicas podem ser diagnosticadas através de esfregaços de sangue patognomónicos. Por conseguinte, a PBS pode ser utilizada como uma ferramenta de rastreio para o diagnóstico precoce da leucemia. Dado que este trabalho foi realizado durante um período muito curto e limitado, com um pequeno número de casos, espera-se que um estudo completo a longo prazo neste sentido lance mais luz e ajude a formular pistas e controlos para o diagnóstico precoce e o tratamento da leucemia.

-SUMÁRIO:

O presente estudo revelou que as leucemias agudas eram mais frequentes do que as leucemias crónicas durante a segunda década. O tipo mais comum de leucemia foi a LMC, seguida da LMA, LLA e LLC. A leucemia mieloide crónica, que se revelou mais frequente no nosso estudo, é principalmente uma leucemia do adulto que afecta a série mieloide, enquanto a LMA, que ocorre em grupos etários mais jovens, se caracteriza pela presença de blastos na medula óssea, cujo nível é > 30% de acordo com os critérios da OMS. A LLC, que se caracteriza principalmente pela presença de pequenos linfócitos maduros e de células de mancha, não foi tão comum como a LMC. A LLA, com blastos imaturos na medula óssea e PBS, é novamente mais comum em pessoas mais jovens. Para identificar os diferentes tipos de blastos, é necessária uma coloração especial com MPO e PAS, o que pode causar confusão na tipagem. Não foi estabelecida uma correlação geral entre o tipo de leucemia e o género, embora haja mais homens do que mulheres com leucemia.

REFERÊNCIAS

1 . Inakshi Vashisht, Ashok Kumar, Sunita Singh. Incidência de formas agudas e crónicas de leucemia em Haryana; Int. J de Farmácia e Ciências Farmacêuticas; 2014; Vol 6;(2)323-325.

2 . Varma N, Dash S. A reappraisal of underlying pathology in adult patients presenting with pancytopenia.Trop Geogr Med 1992;44(4):322-7.

3 . Kinjal Bera, Gautam Chauhan. O estudo da prevalência de diferentes tipos de leucemia na população do distrito de Bhavnagar. 2016 Vol: Vol 5 (3) ;245- 48.

4 . Arora RS, Eden TOB, Kapoor G. Epidemiologia do cancro infantil na Índia. Indian J Cancer, 2009 ;46, 264-73.

5 . Shweta Bansal, Kumar Prabhash,[(1)] e Purvish Parikh. Data on chronic myeloid leukaemia in India (Dados sobre a leucemia mieloide crónica na Índia). Índia. Indian J Med Paediatr Oncol. 2013 Jul-Set;
34(3) : 154-158.

6 . Classificação da OMS para os tumores dos tecidos hematopoiéticos e linfáticos. Elaine S.Jaffe.et.al,IARC Press

7 . Atlas e livro de texto de hematologia. Tejinder Singh, 2014. Publicação Avichal.

8 . Chatterjea JB, Ghose S, Ray RN. Incidência de leucemia. Uma análise

de 544 casos examinados em Calcutá. J Assoc Phy Ind, 1962; 10: 673-76.

9 . Kasthuri AS, Jaiprkash MP, Panicker NK. Um estudo clínico da leucemia em adultos.

J Assoc Physicians India, 1991; 39(3): 291-92.

10 Roda L, Vathaire F, Rio B. Incidence of haematological malignancies in French Polynesia between 1990 and 1995. Leukemia Research, 1999; 23(4):349-55.

11 Kushwaha MRS, Bagchi M, Mehrotra RML. Leucemia em Lucknow - um estudo de 200 casos. Ind J Cancer, 1978; 15:28-34.

12 Dicosta GG, Siddique HM, Pradhan RM. Patterns of leukaemia: a ten-year incidence study of 242 cases. J Postgraduate Med, 1989; 35:191.

13 Kwiatkowski A. Trends in the incidence of leukaemia in Poland, 1963-1990: an epidemiological study. Eur J Cancer Prev, 1994; 3(3):277-83.

14 Brincker H. Age- and sex-specific population-based incidence rates for the 4 main types of leukaemia. Scand J Haematol, 1982; 29(3):241-49.

15 Arora R S, Eden T, Pizer B. The problem of treatment abandonment in children from developing countries with cancer. Paediatric Blood Cancer, 2007 ; Vol 49, 941-6.

16 Varghese PR, Elayidom NB, Joseph CD, Kumar S. Epidemiological observations on leukaemia in Kerala (A study of 1016 cases over three years). Ind J Haematol, 1984;2:15-17.

17 Prakash S, Ramamurthi GR, Aurora AL. Leucemia em Pondicherry. Ind

J Cancer, 1981 18:1-6.

18 Roberts JAF (1957). Blood groups and predisposition to disease. Br J Prev Social Med, 11, 107-25.

19 Sazawal S, Kumar B, Hasan SK. Haematological and molecular profile of acute myeloid leukaemia in India (Perfil hematológico e molecular da leucemia mieloide aguda na Índia). Indian J Med Res, 2009; 129: 256-61.

20 Das K, Aboobacker CM, Mathew O. Clinical presentation of leukaemia in children of southern Kerala (Apresentação clínica da leucemia em crianças do sul de Kerala). Ind Pediatr, 1974; 11: 431-8.

21 Meighan SS. Leucemia em crianças. Incidência, manifestações clínicas e sobrevivência numa série não selecionada. J Amer Med Assoc, 1964; 190:578-82.

22 Hansen NE, Karle H, Jensen OM. J Natt Cancer Inst 1983; 71: 697 - 701

23 Arya LS, Kotikanyadanam SP, Bhargava M, Saxena R, Sazawal S, Bakhshi S, et al. Pattern of relapse in childhood ALL: challenges and learning from a uniform treatment protocol. J Pediatr Hematol Oncol. 2010;32:370-5° [PubMed]

24 Yadav SP, Ramzan M, Lall M, Sachdeva A. Resultados da leucemia linfoblástica aguda infantil na Índia: progresso em todas as frentes. J Pediatr Hematol Oncol. 2012;34:324.[PubMed]

25 Mukhopadhyay A, Gangopadhyay S, Dasgupta S, Paul S, Mukhopadhyay S, Ray UK. Surveillance and expected outcomes of acute lymphoblastic leukaemia in children and adolescents (Vigilância e resultados esperados da leucemia linfoblástica aguda em crianças e adolescentes): An East Indian experience. Indian J Med Paediatr Oncol. 2013;34:280-2. [PMC free article] [PubMed]

26 Abboud MR, Ghanem K, Muwakkit S. Leucemia linfoblástica aguda em países de baixo e médio rendimento: caraterísticas da doença e resultados do tratamento. Curr Opin Oncol. 2014;26:650-5.

27 Chaudhari S, Desai JS, Adam A, Mishra P. Jak/stat como um novo alvo para o tratamento da leucemia. Int J Pharm Sci, 2014; 6(1): 1-7.

28 . D' Costa G, Siddiqui HM, Pradhan RM, Gupte SS. J Post grad Med 1989; 35; 191-5.

29 Factos e números sobre o cancro. Atlanta, GA: Sociedade Americana do Cancro; 2013.

30 Kumar A, Rathee R, Vashist M, Kamal N, Singh S, Gupta S. Leucemia linfocítica aguda: um estudo epidemiológico e hematológico de Haryana. Biosci Biotech Res Asia, 2012; 9(2): 813-7.

31 Advani SH, Jussawala DJ, Nagaraj RD, Gangadharan P, Shetty PA. A study of 1226 cases of leukaemia - epidemiological analysis and final results (Um estudo de 1226 casos de leucemia - análise epidemiológica e resultados finais). The Indian J of Cancer, 1979; 16: 8-17.

32 Magrath I, Litvak J. Cancer in developing countries: opportunity and

challenge (Cancro nos países em desenvolvimento: oportunidade e desafio). J National Cancer Inst, 1993; 85(11): 862-74.

1 3. Shome DK, Ghosh K, Mohanty D, Das K. Leukaemia in north-west India. Ata Haematol, 1985; 73: 244.

34 Hansen NE, Karle H, Jensen OM. Trends in the incidence of leukaemia in Denmark, 1943-1977: an epidemiological study of 14,000 patients. J Natl Cancer Inst, 1983; 71(4):697-701.

35 Rani S, Beohar PC, Mohanty TK, Mathur MD. Leukaemic patterns in Delhi - a ten year study of 490 cases. Indian J of Cancer, 1982; 19:81-6.

36 Pradhan PK, Tiwari SK, Dabke AT, Agarwal S. Pattern of leukemia in Raipur (Madhya Pradesh) - An Analysis of 162 cases. Indian J of Cancer, 1982; 19:20-23.

37 Chatterjea JB, Ghose S, Ray RN. Incidência de leucemia. Uma análise de 544 casos examinados em Calcutá. J Assoc Phy Ind, 1962; 10: 673-76.

38 Jatia S, Aggarwal P, Jayalakshmi KK, Arora B, Chinnaswamy G, Vora T, et al. Predictors of treatment refusal and abandonment (TR and A) and impact of personalized psycho-socioeconomic support in childhood cancer in a tertiary cancer centre in India (Preditores da recusa e do abandono do tratamento (TR e A) e impacto do apoio psico-socioeconómico personalizado no cancro infantil num centro oncológico terciário na Índia). Pediatr Blood Cancer. 2012;59:989.

39 Hunger SP, Sung L, Howard SC. Estratégias e regimes de tratamento de

intensidade progressiva para a leucemia linfocítica aguda infantil em países com baixos rendimentos: uma proposta. Pediatr Blood Cancer. 2009;52:559-65 [PubMed].

40 Hassan K., Ikram N., Shah SH. Um padrão morfológico de 324 casos de leucemia. J Pak Med Assoc 1994; 44: 145-8.

41 Siddique HM, Pradhan RM, Gupte SS. Patterns of leukaemia: a ten-year incidence study of 242 cases. J Postgraduate Med, 1989; 35:191.

42 Al-Bahar S, Pardita R, al - Muhannaha A, al-Bahar E. Leuk Res 1994; 18: 299- 307.

43 Khan MQ, Shivarudrappa AS, al-Bialy S, al-Khawagi MZ, al-Mofarreh M. J Indian Med Assoc 1991; 89: 38 - 42.

44 Yeolle BB, Jussawalla DJ, Advani SH. Descriptive epidemiology of leukaemia in Mumbai region (Epidemiologia descritiva da leucemia na região de Bombaim). Natl Med J India 1998; 11(3):116-19.

45 Williams CK. IARC Sci Publ,1984 ; 687 - 712.

46 Prakash S, Ramamurthi GR, Aurora AL. Leucemia em Pondicherry. Ind J Cancer, 1981 18:1-6.

47 Agrawal A, Kumud GS. Apresentação na Ind. Assoc. Pathol. & Microbiol., Kanpur, Dez. 1984.

48 Khodaskar MB, Lele VR, Landge MM, Deshmukh V. Leucemia em crianças. (Um estudo retrospetivo de dez anos). Ind J Haematol, 1984;11:260-62.

49 Rajarajeswari G, Viswanathan J. Leucemia em crianças. Uma revisão de

100 casos com manifestações clínicas típicas. Ind. Pediatr, 1980;17:37-44.

50 Radha ratheel, minakshi vashist2*, ashok kumar3, sunita singh4 Incidência de formas agudas e crónicas de leucemia em haryana.int.j. Pham.ppharmceutical sciences. vol 6, issue 2, 2014

51 Harendra Modak, Suyamindra S. Kulkarni, G. S. Kadako, S. V. Hiremath, B. R. Patil, Umesh Hallikeri e outros Prevalência e risco de leucemia em

População multiétnica do norte de Karnataka. Jornal do Pacífico Asiático sobre Prevenção do Cancro, 2012, 671-675

52 Das K, Aboobacker CM, Mathew O. Clinical presentation of leukaemia in children of southern Kerala (Apresentação clínica da leucemia em crianças do sul de Kerala). Ind Pediatr, 1974; 11: 431-8.

53 Meighan SS. Leucemia em crianças. Incidência, manifestações clínicas e sobrevivência numa série não selecionada. J Amer Med Assoc, 1964; 190:578-82.

54 Savage DG, Szydlo RM, Goldman JM. Clinical features at diagnosis in 430 patients with chronic myeloid leukaemia treated at a referral centre over 16 years. Br J Haematol, 1997; 96:111-1.

55 Ramandeep Singh Arora e Brijesh Arora[1]. Leucemia aguda em crianças: A review of the current Indian data.South asian journal of cancer,2016; 5(3): 155-160.

56 . Deininger MW, O'Brien SG, Ford JM, Druker BJ. Gestão prática de

doentes com leucemia mieloide crónica a receber imatinib. J Clin Oncol. 2003;21:1637-47[PubMed].

57 Leitner AA, Hehlmann R. Modern treatment of chronic myeloid leukaemia: an example of a paradigm shift in haemato-oncology. Internist (Berl) 2011;52:209-17. [PubMed]

58 . O'Brien SG, Guilhot F, Goldman JM, Hochhaus A, Hughes TP, Radich JP, et al. Estudo internacional aleatório de interferão versus STI571 (IRIS) 7 anos de seguimento: Sobrevivência sustentada, baixa taxa de transformação e aumento da taxa de resposta molecular importante (MMR) em doentes (pts) com leucemia mieloide crónica recentemente diagnosticada em fase crónica (CML-CP) tratados com imatinib (IM) Blood. 2008;112:76.

59 Baccarani M, Cortes J, Pane F, Niederwieser D, Saglio G, Apperley J, et al. Chronic myeloid leukemia: an update of concepts and management recommendations from European LeukemiaNet. [Último acesso em 2013 Nov 6];J Clin Oncol. 2009 27:6041-51. Disponível em. de: http://www.oncologyindia.org/myelstone . [PMC open article] [PubMed]

60 Bhutani M., Kochupillai V. Haematological malignancies in India. Em: Kumar L, editor. Nova Iorque: Progress in Hematologic Oncology.Pub. The Advanced Research Foundation New York; 2003. p. 10.

61 Tardieu S, Brun-Strang C, Berthaud P, Michallet M, Guilhot F, Rousselot P, et al. Treatment of chronic myeloid leukaemia in France: a

multicentre cross-sectional study of 538 patients. Farmacoepidemiologia Medicamentos
Saf 2005;14:545-53. [PubMed]

62 Chandrahas Prasad1, Shashi Bhushan Singh2, Satish Chandra3, Shanti Prakash4, Anand Prakash5. Rastreio de diferentes tipos de leucemia através da observação de esfregaços de sangue periférico em doentes do Instituto Rajendra de Ciências Médicas, Ranchi, Jharkhand.RJPBCS.2016;4(1):1256-62

63 Ebstein W: Uber die akute Leukämie und Pseudoleukämie. Dtsch Arch Klin Med 44: 343, 1889.

64 Groves FD, Linet MS, Devesa SS: Patterns of leukaemia onset. Eur J Cancer 1995; 31A: 941-9.

65 Bennett JM, Catovsky D, Dainel MT, et al.Proposta de reconhecimento de LMA minimamente diferenciada. Br J Hematol 1991; 78: 325 - 329.

66 Sheehan HL, Storey GW. Esfregaço de sangue periférico mostrando o espetro da leucemia aguda.J Pathol Microbiol 1974; 49: 580.

67 Kantarjian HM, Talpaz M, Gutterman JU.The role of age and sex in the prognosis of chronic leukaemia (O papel da idade e do sexo no prognóstico da leucemia crónica). Hematol Pathol 1988; 2: 91 - 120.

68 Rowe JM, Lichtman MA. Hyperleukocytosis and leukostasis: common features of childhood chronic myeloid leukemia. Sang 1984; 63: 1230 - 4.

69 Singh T, Basu D, Prakash S, Rani S, Gaiha M. Leuk Lymph 1993; 10;

117-19.

70 .globocon -globocan.iarc.fr/Seiten/Faktenblätter_Bevölkerung.aspx

71 Prakash S, Ramamurthi, Gopalan, R e Aurora AL. Ind J Cancer18: 1-6:1981.

72 Vaghasiya Viren L, Parikh Hina S, Patel Divyesh V, Taviad Dilip S. Jornal Nacional de Investigação Médica 2012;2(2):234

1.1 Base de dados Indiapod-bioinformatics.org

74 Teuffel O, Stanulla M, Cario G, Ludwig WD, Rottgers S, Schafer BW, Zimmermann M, Schrappe M, e Niggli FK. Haematologica 2008; 93:16521657.

75 Canadian Cancer Society: How to diagnose leukemia; 16 de fevereiro de 2006.

76 A Friedman, P Schaucer, R Mertelsmann, C Cirrincione, H Thaler, P Dufour, SB Ellis, H Teitelbaum, S Kempin, TS Gee, Z Arlin, B Clarkson. Sang 1981; 798-801.

77 . GG D'Costa, HM Siddiqui, RM Pradhan, SS Gupte, JPGP 1989: 35:4: 191-5.

78 Elfenbein et al. Sangue 1978; 52: 627.

79 Shen BJ, Ekert H, Tauro GP, Balderas A. Blood 1984;63(1):216-8.

80 Young YL, Miller RW: Incidência de tumores malignos em crianças nos Estados Unidos. J Pediatr 1975; 86: 254 8.

81 Dighiero G, Travade P, Cheuret S, et al.Rastreio de várias leucemias através de esfregaço de sangue periférico. Sang 1991; 78: 1901 - 14.

82 Gale RP, Cozen W, Goodman MT, Wang FF, Bernstein L. Diminuição da incidência de leucemia linfocítica crónica em asiáticos no condado de Los Angeles.Leuk Res 2000; 24: 665-9.

83 G. Richard Lee, Foerster J, Lukens J, Paraskenes F, Geer JP, Rodgers GM. Non-Hodgkin's lymphoma. Capítulo 95. In: Wintrobe's clinical Hematology Volume 2. 10ª edição. Editado por : Greer J.P, Macon W. R, Mc Curley TL. Williams & Wilkins. Pg 2447 - 2537.

84 Palackdharry CS. Epidemiologia do LNH Oncologia 1994; 8: 67-73.

85 Badrinath P, Day NE, Stockton D. A Ten Year Descriptive Study of Adult Leukaemia at Al Jomhori Teaching Hospital in Sana'a, YemenBr J Cancer 1997; 75 :1711-3.

86 Douglas S, Cortina-Borja M, Cartwright R. A quest for seasonality in presentation of leukaemia and non-Hodgkin's lymphoma.

87 Leuk Lymphoma 1999; 32(5-6) 523-32.

IMAGENS NO FINAL [ORIGINAL]

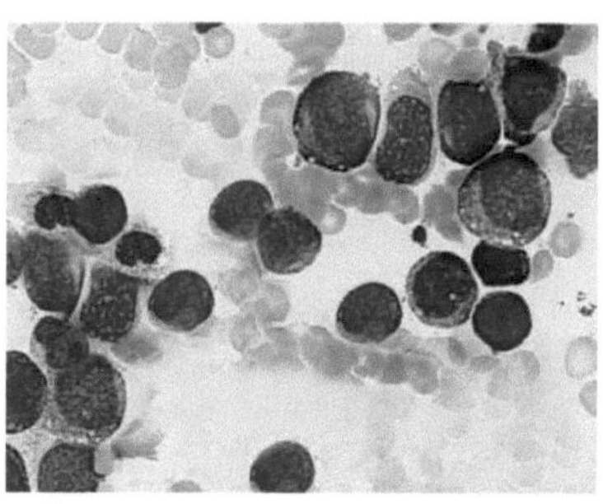

FIGURA 1- IMAGEM MICROSCÓPICA DE BOLHAS EM AML

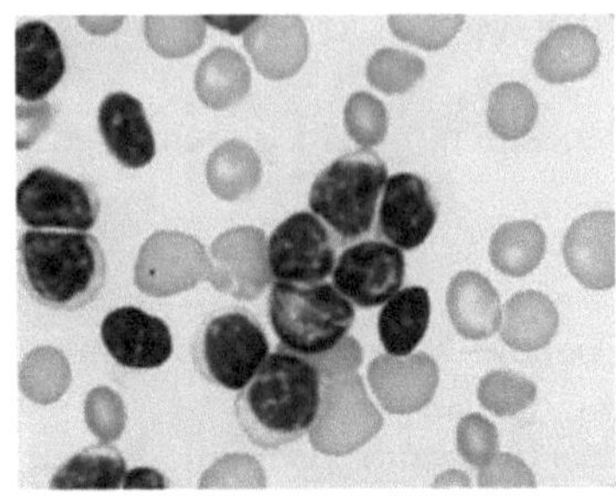

FIG. 2: SECÇÃO TRANSVERSAL COM EXPLOSÕES EM TODAS AS DIRECÇÕES

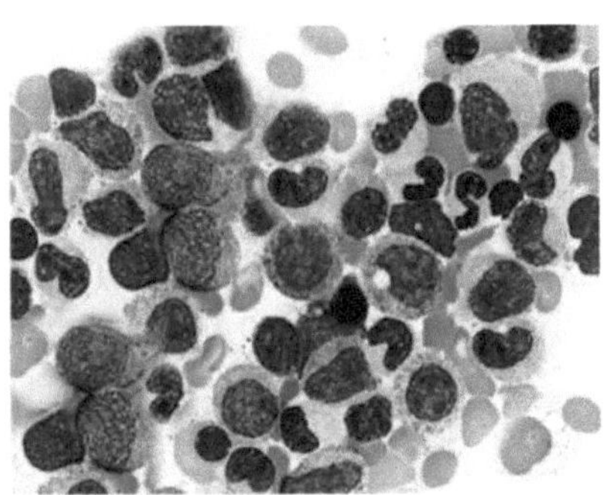

FIG. 3: IMAGEM MICROSCÓPICA DE CÉLULAS IMATURAS DA LINHAGEM MIELÓIDE

COMPOSTA POR MIELÓCITOS, METAMIELÓCITOS E ALGUMAS FORMAS DE BANDAS

COM CÉLULAS PROVISÓRIAS DA SÉRIE ERITRÓIDE EM CML.

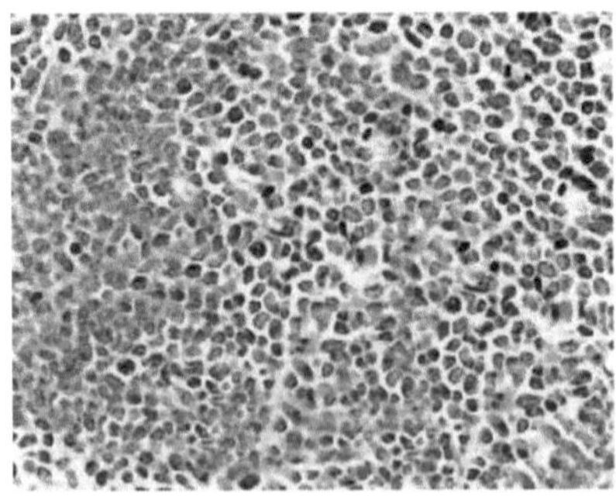

FIG. 4: IMAGEM MICROSCÓPICA DE PEQUENOS LINFÓCITOS

MADUROS COM

BORDOS IRREGULARES DEVIDO À FRAGILIDADE DO CITOPLASMA NA CLL.

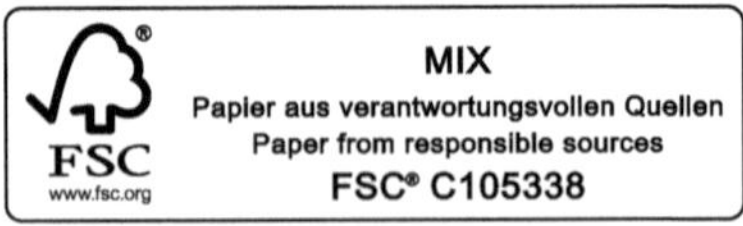

Printed by Books on Demand GmbH, Norderstedt / Germany